DE
LA LUXATION
METACARPO-PHALANGIENNE DU POUCE
EN AVANT

PAR

Louis FOUCAUT,

Docteur en médecine de la Faculté de Paris,
Externe des hôpitaux de Paris (médaille de bronze de l'Assistance publique).

Avec gravures intercalées dans le texte.

PARIS
A. PARENT, IMPRIMEUR DE LA FACULTÉ DE MEDECINE
Rue Monsieur-le-Prince, 31

1876

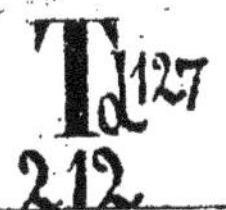

DE

LA LUXATION

METACARPO-PHALANGIENNE DU POUCE EN AVANT

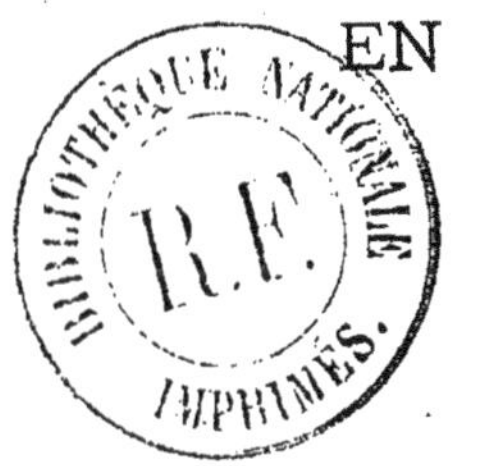

PAR

Louis FOUCAUT,

Docteur en médecine de la Faculté de Paris,
Externe des hôpitaux de Paris (médaille de bronze de l'Assistance publique).

Avec gravures intercalées dans le texte.

PARIS
A. PARENT, IMPRIMEUR DE LA FACULTÉ DE MEDECINE
Rue Monsieur-le-Prince, 31

1876

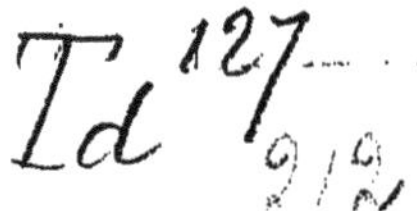

A LA MÉMOIRE

DE MON PÈRE

A MA MÈRE

Faible témoignage de ma reconnaissance

A MA SŒUR ET A MON BEAU-FRERE

A MON ONCLE, M. L'ABBE FRUTSAERT

A MES PARENTS

A MES AMIS

Foucaut.

A MON PRÉSIDENT DE THÈSE

M. LE PROFESSEUR LE FORT

A M. LE Dr FARABEUF

rofesseur agrégé à la Faculté de médecine.

DE

LA LUXATION

MÉTACARPO-PHALANGIENNE DU POUCE

EN AVANT

INTRODUCTION.

« Admises par la plupart des chirurgiens, dit Nélaton (1), les luxations du pouce en avant sont tellement rares que l'on n'en trouve dans les annales de la science que trois exemples dont l'un appartient à Dupuytren et les deux autres à Velpeau. »

La rareté des luxations métacarpo-phalangiennes du pouce en avant est un fait qu'ont signalé tous les auteurs qui ont écrit sur ce sujet. Malgaigne n'en a vu qu'un cas, et dans son traité si complet des fractures et des luxations, il n'a pu signaler que trois autres faits dont le diagnostic fût certain. Depuis lors l'attention des observateurs s'est portée de ce côté, et de nouveaux faits sont venus se joindre à ceux qu'avait cités Malgaigne.

(1) Nélaton. Pathologie chirurgicale.

Malheureusement, on s'est souvent contenté de poser un diagnostic, sans chercher à l'appuyer sur un rapport minutieux des phénomènes constatés. La rareté des luxations du pouce en avant est connue de tout le monde, les observations en sont tellement rares, qu'on n'a pu encore écrire l'histoire de cette lésion, et cependant les auteurs qui ont rapporté les quelques cas qui se sont rencontrés, l'ont fait avec une pénurie de détails que l'on comprendrait à peine s'il s'agissait d'une lésion bien connue. Hâtons-nous d'ailleurs de dire que toutes les observations ne tombent pas sous le coup de cette remarque.

Nous avions eu l'occasion d'observer une luxation du pouce en avant; des recherches faites dans des ouvrages français et étrangers nous avaient permis de découvrir un certain nombre de faits inédits ou peu connus; enfin de nouveaux cas nous avaient été communiqués. Nous avons pensé qu'il serait intéressant de grouper ces différentes observations pour montrer que la luxation du pouce en avant, sans avoir la fréquence de la luxation en arrière, n'avait pas la rareté que les auteurs, les uns après les autres, lui ont attribuée. Cet ensemble de faits nous fournissait également les moyens d'établir une symptomatologie répondant à la généralité des cas. Nous avons surtout étudié l'anatomie pathologique, qui, plus que le reste encore, avait été négligée dans l'histoire de cette lésion. Nous nous sommes appuyé pour décrire les désordres produits sur une série d'expériences cadavériques et sur la dissection de deux luxations, l'une ancienne, l'autre récente, que nous devons à l'obligeance de M. le professeur agrégé Farabeuf, auquel nous devons également deux observations importantes de Meschedé.

Nous sommes heureux de pouvoir lui exprimer ici notre reconnaissance.

HISTORIQUE.

Hippocrate et tous les auteurs qui l'ont suivi jusqu'à J.-L. Petit sont d'accord pour admettre les quatre variétés de luxation en avant, en arrière et sur les côtés, tout en reconnaissant que les phalanges sont plus souvent luxées en arrière. J. L. Petit, le premier, émet une opinion contraire à celle d'Hippocrate. Voici ce qu'il écrit : « Toutes les phalanges des doigts peuvent être luxées du côté de la flexion, du côté de l'extension, en dedans et en dehors. La luxation arrive plus aisément du côté de la flexion que du côté de l'extension » (1). Il donne comme principaux symptômes de la luxation du pouce en avant l'extension de la phalange et la *saillie en dehors des tendons extenseurs*. Duverney revient à l'opinion combattue par J.-L. Petit. Pour lui, la fréquence plus grande des luxations du pouce en arrière est incontestable : la phalange peut se luxer en avant, mais ce doit être l'exception. Il ne cite, du reste, aucun fait à l'appui de ce qu'il avance. « La luxation qui se fait du côté de la flexion doit supposer un effort très-considérable ; car pour que la seconde phalange (pour Duverney le métacarpien représente la première phalange) soit jetée hors de sa place, il faut surmonter la résistance que font les os sésamoïdes. Cependant elle arrive comme il a été dit » (2). Les symptômes qu'il lui assigne sont : le renver-

(1) J.-L. Petit. Traité des maladies des os.
(2) Duverney. Traité des maladies des os.

sement des deux dernières phalanges en dehors et la saillie des tendons extenseurs.

La première observation connue de luxation du pouce en avant appartient à Verduc. L'auteur est très-sobre de détails. Voici comment il la décrit : « Le pouce est très-courbé et fort raccourci, et l'extrémité de l'os du milieu (la première phalange) fort avancée en dedans de la main sous le muscle thénar » (1). Malgaigne (2) croit qu'il ne s'agit là que d'une luxation du pouce en arrière, sans donner les raisons qui le portent à formuler cette opinion. Les idées émises par J.-L. Petit et Duverney furent commentées et discutées, mais il faut arriver jusqu'au XIXe siècle pour trouver de nouveaux détails. Les grands chirurgiens de cette époque ont jeté sur ce point obscur de pathologie un peu de la clarté qu'ils ont répandue sur toutes les questions qu'ils ont traitées. Boyer n'admet que la luxation en arrière. « La luxation en avant ne pourrait avoir lieu que dans un renversement extrême de l'os en arrière : mouvement qui a rarement lieu et auquel s'opposent les muscles court, et long fléchisseurs et opposant du pouce couchés sur la partie antérieure de l'articulation qu'ils affermissent singulièrement » (3). A. Cooper, dans son chapitre sur les luxations du pouce, ne parle pas du déplacement de la première phalange sur le métacarpien (4). La première édition des *Leçons orales de Dupuytren* ne contient rien sur le sujet qui nous occupe. Seule la seconde édition faite par ses élèves y consacre quelques pages, donne

(1) Verduc. Traité des bandages herniaires.
(2) Malgaigne. Fractures et luxations.
(3) Traité des maladies chirurgicales, t. IV.
(4) Œuvres chirurgicales.

quelques faits, mais ne présente aucune étude spéciale. Malgaigne a tenté de fixer sur ce sujet l'attention des observateurs. A différentes reprises, il s'occupe de cette question, mais n'ayant pas, comme il le dit, des documents assez nombreux et surtout assez authentiques pour la résoudre complètement, il se contente de l'exposer. Dans son Traité des fractures et des luxations, il consacre un article particulier à la luxation du pouce en avant; comme la plupart des chirurgiens, il cite surtout des faits sans rien en conclure. Son travail sur les luxations des phalanges entre elles (1) est le plus complet qui ait paru jusque maintenant; mais la luxation du pouce en avant n'y est pas mentionnée, ou du moins elle est confondue avec les luxations des autres phalanges. Aussi quand dans ce travail où le savant chirurgien ne se contente pas de voir, mais où surtout il apprécie les faits qui lui servent de base, il s'avance presque jusqu'à nier les luxations en avant, on ne sait pas si le pouce doit être placé sur le même rang. Nélaton (2) cite les faits connus et y ajoute une importante observation personnelle. Meschedé donne le premier des détails d'anatomie pathologique. Son travail s'appuie sur deux observations où sont notés les principaux symptômes de la luxation en avant. M. Duplay (3) a esquissé une histoire de cette lésion. Parmi les thèses qui ont été soutenues, une seule s'occupe, mais incidemment, de notre sujet. C'est celle de Chedan (4) qui a pris pour but de son travail toutes les luxations du pouce en avant.

(1) Journal de chirurgie, 1845, p. 104.
(2) Traité de pathologie chirurgicale, t. II.
(3) Traité de path,chirurg, t. III.
(4) Chedan. Thèse inaugurable, 1876.

ANATOMIE PATHOLOGIQUE.

Avant d'essayer de produire sur le cadavre des luxations en avant, nous avons cherché dans différents ouvrages des matériaux qui pussent nous aider dans notre travail. A part l'observation de Lorinser que nous rapporterons plus loin, nous n'avons trouvé aucun détail d'anatomie pathologique. Des cas malheureux ou des maladies intercurrentes se terminant par la mort ont permis de constater les désordres produits par la luxation en arrière; les belles expériences de M. Farabeuf (1) sont venues compléter et singulièrement rectifier les résultats précédemment acquis. Pour la luxation du pouce en avant, nous pouvons dire que l'anatomie pathologique tout entière est encore à faire. Nous avons essayé nous ne dirons pas de combler cette lacune; des résultats certains et incontestés ne peuvent avoir pour base qu'un grand nombre de faits étudiés par différents observateurs: nous tâcherons de parer au manque absolu de détails sur ce point de chirurgie.

Voici les résultats auxquels est arrivé Lorinser (2): Après avoir mis le pouce dans l'extension forcée pour déchirer le ligament antérieur, il inclinait fortement la première phalange vers le bord cubital; il amenait ainsi la rupture du ligament latéral externe; puis il luxait la première phalange d'abord en dehors, puis en avant. La dissection permit de constater la rupture des ligaments que nous venons de citer; de plus, le tendon des muscles

(1) Farabeuf. Bulletins et mémoires de la Société de chirurgie.
(2) Lorinser. Gazette des hôpitaux, 1857.

court et long extenseurs du pouce, quittant la face dorsale de la phalange, s'étaient placés en dehors du tubercule externe du métacarpien qui faisait l'office de poulie quand des efforts de traction s'exerçaient sur ces tendons. Ce déplacement, porté sans doute à un degré extrême sur son malade, avait rendu la réduction très-difficile et exigé une manœuvre spéciale que nous exposerons plus loin.

Nous avons reproduit vingt fois sur le cadavre la luxation qui nous occupe. Les résultats toujours identiques que nous avons obtenus sont la raison pour laquelle nous nous sommes borné à ce nombre assez restreint d'expériences. Nous n'avons pas eu seulement pour but la luxation en avant, mais aussi les rapports qui pourraient exister entre les deux luxations du pouce les plus fréquentes, la luxation en avant et la luxation en arrière.

Nous avons d'abord essayé de produire la luxation par une violente élongation du pouce suivie d'un brusque refoulement. Il se faisait ainsi une luxation incomplète, mais non dans le sens qu'on donne généralement à cette expression ; nous voulons dire que l'on sentait la phalange dépasser légèrement le rebord inférieur du métacarpien ; mais aussitôt que la violence extérieure cessait son action, un léger soubresaut se produisait, et les surfaces articulaires reprenaient leur position normale. Ce phénomène, nous l'avons très-souvent constaté ; et c'est devant des insuccès répétés que nous avons entrepris un autre ordre d'expériences. Ce sont celles auxquelles nous faisions allusion précédemment.

Nous avons reproduit sur le cadavre le mécanisme par lequel se fait quelquefois sur le vivant la luxation du pouce en avant. Nous avons supposé une chute sur la face palmaire du pouce. Nous avons donc fait subir à la première phalange un mouvement d'extension forcée sur le métacarpien, et quand un craquement, assez fort du reste, nous eut averti qu'une rupture importante s'était produite dans le ligament antérieur, nous avons rabattu le pouce et essayé de refouler la phalange en avant et en haut, pour réaliser le déplacement que nous voulions étudier: mais, malgré les efforts les plus énergiques, il nous a toujours été impossible de faire passer la base de la phalange sous la tête du métacarpien, du moins de produire une luxation complète et persistante; par contre, après quelques tentatives, nous avons parfaitement pu luxer le pouce en arrière et sans trop de difficultés. Ce fait est important à constater, car la dissection, dont nous verrons plus loin les résultats, nous donnera une raison de plus pour expliquer la rareté singulière des luxations du pouce en avant. Pour arriver à faire passer la première phalange devant le métacarpien, nous avons été obligé de porter violemment le pouce en abduction; après quoi la luxation s'opéra très-facilement: il est vrai de dire qu'elle se produisait dans tous les sens.

Cette première expérience fut reprise dans les mêmes conditions, sur différents sujets; les résultats furent toujours les mêmes. Nous avons alors cherché par la dissection quels étaient les désordres que nous avions produits. La capsule articulaire était largement déchirée à sa partie antérieure; les désordres, moins grands à la face dorsale, se constataient également sur les parties latérales dont les ligaments étaient rompus. Jamais nous n'avons constaté, à la suite de l'emploi de ce procédé, le déplacement des tendons extenseurs signalé pour la première fois par Lorinser.

Nous avons alors pris un pouce sur lequel aucune tentative n'avait été faite, et nous avons disséqué l'articulation en ayant soin de ne laisser que la capsule et les ligaments latéraux; puis nous avons, comme précédemment, porté le pouce dans l'extension forcée. Comme précédemment aussi, un craquement se fit entendre, et la partie antérieure de la capsule articulaire se rompit en même temps que le ligament latéral externe. Nous pûmes reproduire les mêmes luxations et au même degré que quand nous avions opéré sur un pouce non disséqué. La rupture du ligament latéral interne fut nécessaire pour produire une luxation en avant complète. Tels furent toujours les résultats dans les expériences qui suivirent. Nous n'avons jamais remarqué de désordres musculaires.

En résumé, quand à la suite d'une chute sur la face palmaire du pouce, une luxation en avant se produit, il y a toujours une déchirure à peu près simultanée de la partie antérieure de la capsule articulaire et du ligament latéral externe. Puis le mouvement d'abduction forcée qui résulte du poids du corps sur la face palmaire du pouce, entraîne la déchirure du ligament latéral interne, déchirure qui est nécessaire pour que la luxation en avant se produise. Mais que le mécanisme vienne à se modifier légèrement, que le poids du corps ne porte pas exactement sur la face palmaire du pouce, en un mot, que l'abduction forcée n'ait pas lieu, le ligament interne résistera, et la luxation, si elle se produit, se fera en arrière; cette luxation n'exigeant pas, comme nous l'avons vu, la rupture du ligament latéral interne.

Mais cette abduction forcée ne se produit-elle pas toujours quand une chute d'un endroit plus ou moins élevé a lieu sur la face palmaire du pouce? Nous croyons que ce n'est pas fréquent. Il suffit, en effet, d'étendre la main vers le sol comme si l'on voulait se protéger contre une chute, et l'on voit de suite que le pouce n'a pas sa face palmaire directement tournée vers la terre, mais plutôt son bord externe, et que, par conséquent, la chute doit renverser le pouce en arrière et en dedans, déchirer simplement le ligament latéral externe, épargner l'interne et par suite produire une déchirure suffisante pour la luxation en arrière, mais insuffisante pour la luxation en avant.

Le mécanisme que nous avons supposé pour luxer le pouce, n'est pas le seul qui puisse agir sur le vivant. La flexion forcée nous a donné des résultats qui ne font que corroborer ceux que nous avons précédemment exposés.

Dans une première expérience nous fléchissons fortement le pouce. De même que dans l'extension forcée, la déchirure de plusieurs parties ligamenteuses s'accompagne d'un craquement assez intense; mais, bien que la luxation en arrière soit alors possible, nous ne pouvons encore, malgré des tentatives réitérées, arriver à produire une luxation en avant. Voulant nous rendre compte de l'obstacle qui s'oppose à nos efforts, nous disséquons l'articulation sans porter préalablement le pouce en abduction, et nous trouvons la capsule articulaire, y compris le ligament externe, déchirée en arrière et en dehors, à peu près intacte en dedans. La section des tendons des extenseurs laisse la luxation en avant tout aussi impossible. Nous coupons alors, et successivement, tous les muscles qui s'insèrent aux os sésamoïdes. Le même obstacle, le ligament latéral interne qui seul persiste, oppose toujours la même résistance à nos efforts. Mais dès que le ligament est coupé, la luxation en avant se produit immédiatement et sans aucune difficulté.

Comme nous le verrons dans la symptomatologie, la rotation du pouce en dedans est un symptôme très-fréquent de la luxation en avant. Cette rotation pourrait, sur le vivant, s'expliquer par la direction même des fibres musculaires qui toutes tendent à porter le pouce en dedans. Si ce phénomène n'avait lieu que sur le vivant, cette explication pourrait paraître satisfaisante. Mais sur le cadavre où la contractilité musculaire ne peut être mise en jeu, la rotation ne peut s'expliquer ainsi. Nous avons cherché quelle pouvait être la cause de ce déplacement; et puisque les muscles de l'éminence thénar n'y jouaient aucun rôle, que la capsule articulaire et les ligaments latéraux étaient largement déchirés, notre attention devait nécessairement se porter soit sur le squelette de l'articulation, soit sur les tendons extenseurs et fléchisseurs. Le long fléchisseur du pouce peut être de suite mis hors de cause, son action est nulle. Nous n'en dirons pas autant des long et court extenseurs. Sans doute le déplacement exagéré observé par Lorinser ne s'est pas rencontré dans certaines de nos expériences; mais il est arrivé souvent, surtout quand la luxation se produisait par le mécanisme de la flexion, que ces tendons étaient déviés en dehors de manière à recouvrir le tubercule externe du métacarpien, tandis que sur la phalange ils n'avaient subi aucun déplacement. Il s'ensuit que les tendons, par la direction nouvelle qu'ils ont prise, tendent à porter la face palmaire du pouce en dedans.

La tête du premier métacarpien semble plus tournée

en dedans que le corps de cet os, du fait de la plus grande saillie du tubercule articulaire externe. Pour peu que cette disposition soit plus prononcée qu'à l'état normal, la base de la phalange luxée doit éprouver une torsion analogue, c'est-à-dire, une légère rotation en dedans.

Il est un fait d'anatomie pathologique sur lequel nous tenons à insister, c'est la force du ligament latéral interne, force que nous n'avons vu constater dans aucun traité. Sappey dit simplement que le ligament latéral externe est plus volumineux que l'interne, et M. Tillaux, dans son traité d'anatomie topographique, donne une résistance égale aux deux ligaments. Cependant la rupture du ligament interne nécessite de violents efforts d'abduction, quand l'extension simple suffit pour rompre le ligament latéral externe. C'est un fait que M. Farabeuf a constaté dans de nombreuses expériences sur la luxation du pouce en arrière : « Le ligament latéral interne est un gros et court faisceau cylindrique qui résiste à tous mes efforts, l'externe est une bandelette épaisse, il est vrai, que je parviens à arracher. » (1).

Voilà les résultats auxquels nous étions arrivé par les expériences cadavériques. Malheureusement on pouvait faire ici le reproche que l'on peut faire à toute expérience, c'est de ne pas se trouver dans des conditions identiques à celles que l'on rencontre dans une luxation suite de traumatisme. C'est ainsi que nous ne pouvions tenir compte de la contraction musculaire qui se produit instinctivement au moment d'une chûte, contrac-

(1) Farabeuf. Des luxations du pouce en arrière (Bul. de la Soc. chir., 1876).

tion qui pouvait avoir une grande influence sur les déplacements musculaires. Grâce à M. Farabeuf nous avons pu combler cette lacune; nous avons pu disséquer deux luxations du pouce en avant, l'une ancienne, l'autre récente. Nous verrons que les lésions ont une grande analogie avec celles que nous avons décrites sur le cadavre.

La luxation ancienne a été trouvée sur le pouce gauche d'un cadavre, à l'Ecole pratique, les renseignements font donc complètement défaut. L'articulation métacarpo-phalangienne présente, outre la déformation caractéristique, les deux symptômes ordinaires de la luxation du pouce en avant: pouce rectiligne, légère flexion métacarpo-phalangienne. L'articulation, privée des parties molles qui la recouvrent, présente les rapports suivants. La phalange a glissé sous le métacarpien dans une étendue de 8 millimètres environ. Ce déplacement est directement en avant exempt de toute rotation et de toute déviation angulaires. Si la phalange a présenté un léger transport sur le côté avec déviation et rotation, il n'en reste plus de traces; car la néarthrose est formée de deux surfaces planes situées directement sur les faces dorsale de la phalange et palmaire du métacarpien. Néanmoins, on peut remarquer que le tubercule phalangien interne auquel s'attache le muscle adducteur déborde notablement en dedans le métacarpien. Une conséquence nécessaire de ces nouveaux rapports, c'est l'augmentation du diamètre antéro-postérieur.

A la face dorsale on constate le déplacement des tendons signalé par Lorinser; quittant la face dorsale du métacarpien, ils se sont portés sur le tubercule dorsa externe où ils sont maintenus par une toile cellulo-fibreuse insérée sur les bords et analogue à celle que l'on rencontre à l'état normal. La capsule articulaire propre-

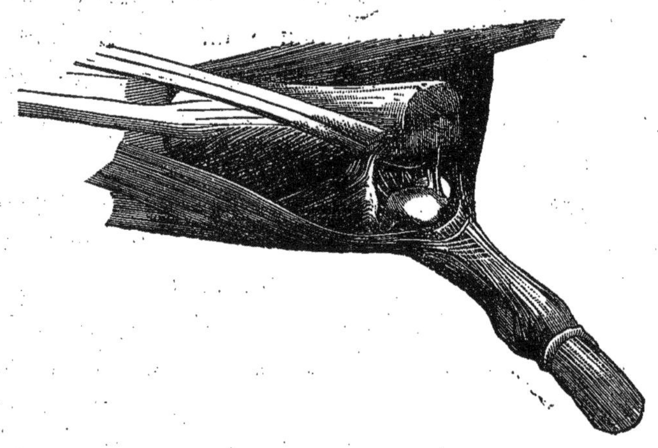

Fig. I. — Luxation ancienne du pouce gauche en avant. Néarthorse ouverte et béante, vue du côté externe. Les tendons extenseurs déviés en dehors ont été excisés pour la clarté. On les voit encore sur le dos du métacarpien et sur le dos des phalanges où ils s'insèrent. Au-dessous de la coupe des tendons, on voit les attaches du muscle court fléchisseur à l'os sésamoïde externe relevé et rattaché à la fois au métacarpien et à la phalange.

ment dite est très-mince; les tendons que nous venons de citer et les expansions fibreuses qui en partent pour se fixer aux os sésamoïdes, contribuent puissamment à la renforcer. La minceur de la capsule, sur les faces dorsale et interne de la tête du métacarpien, est telle qu'on ne peut l'isoler sans la déchirer. En dehors elle est beaucoup plus forte, grâce aux fibres que lui fournissent les tendons des muscles qui s'insèrent à l'os sésamoïde et au tubercule phalangien de ce côté; mais il n'y a pas plus en dehors qu'en dedans de ligament nettement délimité. Il n'en est pas de même relativement aux os sésamoïdes, comme on le constate en disséquant la face palmaire. Les osselets et le ligament glénoïdien sont unis au métacarpien par de courts et épais faisceaux fibreux blancs et nacrés distincts les uns les autres mais néanmoins très-rapprochés.

Après avoir ouvert la néarthrose, on remarque que la nouvelle surface articulaire du dos de la base de la phalange a nécessité une certaine production osseuse actuellement encroûtée de cartilage. La nouvelle surface articulaire phalangienne donne attache dans une raînure longitudinale à un ligament interosseux assez long qui va d'autre part se fixer sur un point correspondant de la tête du métacarpien. Ce ligament, ou plutôt ses insertions, partagentles surfaces articulaires en deux portions très-inégales, l'externe étant beaucoup plus large que l'interne.

Le cartilage n'a pas complètement disparu sur les anciennes surfaces articulaires. Il s'est modifié, il a perdu sa surface lisse, brillante et nacrée, et a pris une teinte plus rosée dans certains points, tandis que dans d'autres il se rapproche beaucoup du cartilage normal. La néarthrose qui s'est faite aux dépens des faces antérieure du métacarpien et postérieure de la phalange, s'est recouverte d'une couche de cartilage. Les muscles n'ont pas subi de changements importants. (V. fig. I.)

Nous venons de voir les désordres produits par une luxation non réduite. Une luxation récente suivie de mort nous permettra de juger les lésions qui se produisent au moment du traumatisme. La pièce vient de M. Marot, interne, qui l'avait donnée à M. Farabeuf.

Une femme de 41 ans est écrasée par une voiture pesamment chargée. Les deux jambes sont broyées, et une luxation du pouce en avant se produit; dix-huit heures après son entrée à l'hôpital Saint-Louis, dans le service de M. Duplay, la malade mourut.

Cette luxation se réduit et se reforme avec une facilité surprenante. Il suffit, après la mort, de secouer le pouce brusquement, pour que la phalange glisse sous le métacarpien dans une faible étendue, il est vrai, et le même mouvement ramène les os dans leurs rapports normaux. La peau présente des ecchymoses multiples et deux excoriations au niveau et du côté dorsal de l'articulation. Le tissu cellulo-adipeux est d'un rouge foncé. Au niveau de l'articulation métacarpo-phalangienne, on constate un décollement dont la largeur est celle des deux os, et qui s'étend sur les deux côtés de la phalange et de 0,01 sur le métacarpien. Il n'y a aucune déchirure des fibres musculaires qui sont seulement fortement injectées. Les tendons des muscles court et long extenseurs sont moins déplacés que dans le cas précédent. Ils sont cependant rejetés en dehors de la tête du métacarpien et recouvrent le tubercule externe de cet os.

La capsule articulaire et les ligaments sont largement déchirés en arrière et sur les côtés ; ces liens fibreux ont cédé près de leurs attaches métacarpiennes. A la face palmaire la partie interne seule résiste, ou, pour préciser davantage, les fibres métacarpo-sésamoïdiennes internes; le ligament latéral externe est rompu, une très-faible partie de ses fibres étirées est encore attachée à la tête du métacarpien et se rompt pendant la dissection. Le ligament latéral interne n'a pas été complètement déchiré, comme nous l'avons déjà dit, puisque sa partie sésamoïdienne existe encore ; de sorte que la phalange a perdu tous ses moyens d'union directs et n'est plus rattachée au métacarpien que par l'intermédiaire de l'os sésamoïde interne. Le tubercule palmaire ou articulaire externe du métacarpien est fracturé, mais conserve pourtant encore quelque adhérence avec le reste de l'os.

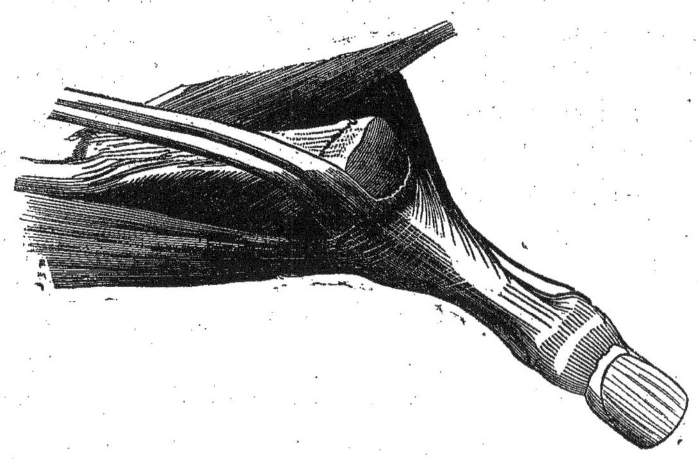

Fig. II. — Luxation récente du pouce gauche en avant, vue en dehors. Le pouce rectiligne est légèrement fléchi, tourné en dedans; tendons extenseurs déviés en dehors; chevauchement peu marqué en raison de l'obstacle opposé à la tête métacarpienne par les débris de la capsule dorsale et son attache phalangienne.

Le périoste de la face inférieure du métacarpien s'est décollé sur une étendue de 15 millimètres environ, emportant avec lui une petite partie de sa surface articulaire.

Cette luxation, avons-nous dit, est facile à réduire et à reproduire. Pendant qu'elle existe, le pouce est rectiligne, légèrement fléchi, tourné en dedans et à peine raccourci. La faiblesse du raccourcissement tient évidemment à ce que la capsule articulaire du côté dorsal n'est pas absolument détruite; elle s'est désinsérée du métacarpien, mais adhère encore à la phalange; de sorte que la tête du métacarpien, pour chevaucher sur la phalange, devrait s'insinuer sous cette capsule ou la refouler. Or ce refoulement est rendu difficile, parce que les tendons extenseurs et l'expansion dorsale du muscle adducteur qui contribuent à coiffer l'articulation, ont conservé de la solidité. Nous avons donc affaire ici à une luxation peu prononcée, au premier degré de la luxation du pouce en avant. Et cependant tous les ligaments phalangiens sont rompus ; nous voulons le redire, afin d'appuyer ce que nous avons avancé en rapportant nos expériences cadavériques ; à savoir que la luxation en avant exige la rupture complète des deux ligaments latéraux métacarpo-phalangiens.

Notre travail sur l'anatomie pathologique était complètement terminé, quand nous avons eu connaissance des recherches faites sur ce même sujet par Meschede. Cet auteur a eu l'occasion de disséquer une luxation du pouce en avant datant de quarante-huit jours, et les résultats qu'il a obtenus sont tout à fait contraires à ceux que nous avons exposés.

De nouvelles surfaces articulaires s'étaient produites au niveau du point de contact des deux os, de nouveaux ligaments maintiennent les os luxés dans leurs rapports anormaux ; jusqu'ici rien d'extraordinaire; mais ce qu'il y a de particulier dans le cas de Meschede, c'est que la base de la phalange s'est portée en dedans de la tête métacarpienne, et que les tendons extenseurs se sont placés sur la face interne du métacarpien. Cette double disposition, nous ne l'avons jamais constatée ; il est probable que si nous avions disséqué un plus grand nombre de luxations, nous eussions également trouvé le déplacement que signale Meschede. Nous espérons que des recherches ultérieures viendront dissiper les doutes qui subsistent encore sur ce point. Nous disions précédemment que la raison la plus probable, selon nous, de la rotation du pouce en dedans dans une luxation en avant, était le déplacement des tendons extenseurs. L'observation de Meschede vient à l'appui de ce que nous avançions ; car dans le cas qu'il rapporte, le pouce luxé avait sa face palmaire tournée non en dedans mais en dehors, et l'autopsie montra que les tendons extenseurs étaient précisément déviés en dedans.

Nous rapporterons plus loin les deux observations de Meschede.

SYMPTOMES.

Comme nous l'avons dit précédemment, c'est de l'ensemble des observations que nous déduisons les symptômes de la luxation du pouce en avant. Nous verrons que dans les différents cas observés jusque maintenant, certains symptômes se présentent constamment. Nous ne voulons pas dire qu'ils se montrent toujours absolument identiques, présentant les mêmes caractères ; de légères différences se manifestent suivant les sujets, mais ces différences ne portent pas sur le symptôme en lui-même, elles n'ont trait qu'au cas particulier dans lequel il se produit. Tandis que certains signes, au contraire, se font remarquer par leur peu de constance, sans que bien souvent on puisse trouver dans le mécanisme de la lésion la raison pour laquelle ils se montrent dans un cas et font défaut dans un autre. Ces symptômes ne sont pas comme les premiers nécessaires pour poser le diagnostic; ils l'appuient, ils l'affirment, mais ne peuvent l'annuler.

Comme toutes les luxations du reste, nous pourrions diviser celles du pouce en luxations complète et incomplète. Cette dernière variété est excessivement rare; mais son existence ne peut être contestée; nous en connaissons un cas rapporté par Malgaigne. Nous croyons pourtant qu'il est inutile de diviser notre description; nous éviterons ainsi des redites qui ne pourraient que nuire à la clarté du sujet; nous nous contenterons de faire remarquer dans un symptôme commun les légères différences qui distinguent ces deux variétés d'une même luxation.

Quand on a l'occasion d'examiner un sujet atteint d'une luxation du pouce en avant, le premier symptôme qui frappe un observateur quelque peu attentif, c'est la déformation. Elle est en effet caractéristique et telle qu'elle ne permet aucune confusion avec les autres luxations du pouce. Après quelques heures, quand survient l'inflammation suite du traumatisme, les caractères de la déformation sont naturellement moins tranchés; mais même alors le doigt peut encore sentir ce que la vue est impuissante à constater. Immédiatement après l'accident, l'articulation métacarpo-phalangienne du pouce a perdu l'aspect sous lequel elle se présente habituellement. Le diamètre antéro-postérieur a presque doublé et l'emporte de beaucoup sur le diamètre transversal. La face dorsale, au lieu de présenter une surface à peu près unie sur laquelle proémine légèrement la tête du métacarpien, offre au contraire une saillie considérable due à cette même tête; puis une dépression brusque dans laquelle s'enfonce la peau de manière à laisser parfaitement apparaître les surfaces articulaires qu'elle recouvre. A la face palmaire la déformation n'est pas aussi nette. Les muscles assez nombreux de l'émi-

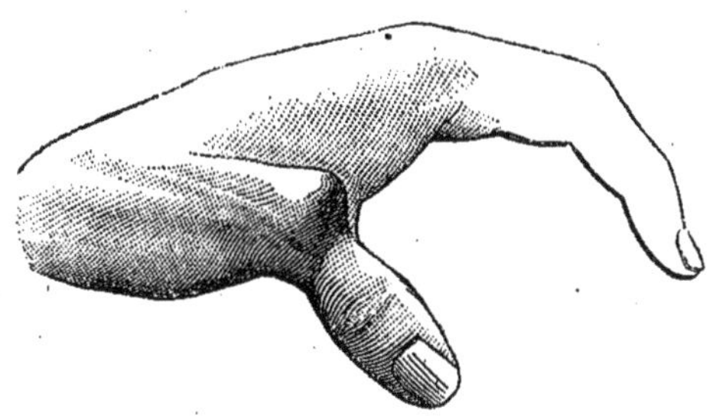

Fig. III. — Luxation du pouce en avant. Type de la déformation. Pouce rectiligne. Rotation en dedans.

nence thénar masquent en partie les surfaces articulaires déplacées. Il est facile pourtant de constater que la partie inférieure de l'éminence thénar est plus épaisse que du côté sain. Comme on le voit, la phalange en se luxant amène une déformation qui ne peut guère laisser de doute dans l'esprit du chirurgien.

Il est vrai qu'il est très-rare que l'on ait l'occasion d'observer une luxation du pouce au moment où elle vient de se produire, et la tuméfaction consécutive peut modifier notablement le tableau que nous venons de tracer. Le diagnostic *de visu* devient ici plus difficile ; et c'est la palpation qui donne alors les meilleurs renseignements.

On fait glisser le doigt explorateur le long de la face dorsale du métacarpien en appuyant légèrement pour éviter au malade toute douleur inutile. Plus on approche de l'extrémité inférieure, et moins on a nettement cette sensation d'un plan dur et résistant que donne une surface osseuse superficielle. Bientôt, elle est masquée par l'œdème inflammatoire, et on n'arrive à la sentir qu'après avoir déprimé les parties molles ; un peu plus loin le doigt n'a plus que la sensation d'un empâtement diffus. Cependant, si le gonflement n'est pas très-intense, on pourra sentir la surface articulaire du premier métacarpien. A la face palmaire l'œdème ajoute encore aux difficultés causées par les masses musculaires ; mais on arrive généralement à sentir la base de la phalange luxée. Il est un moyen excellent que signale M. Duplay pour s'assurer que c'est le métacarpien et non la phalange que l'on a sous le doigt. Il consiste à imprimer des mouvements de latéralité aux phalanges du pouce et à constater que ces mouvements ne se communiquent pas à l'éminence osseuse dorsale sur laquelle on a placé le doigt en observation. Mais que l'on vienne au contraire à appliquer le doigt explorateur sur la saillie osseuse de la face palmaire, un peu au-dessus du pli articulaire, ce doigt sentira parfaitement que la base de la phalange suit tous les mouvements imprimés au pouce tout entier.

De ce changement dans les surfaces articulaires, cause de la déformation que nous avons étudiée, résultent nécessairement une série de conséquences que nous allons exposer. C'est d'abord une modification dans le jeu de l'articulation luxée. Les mouvements spontanés sont complètement impossibles ; mais on peut imprimer à l'articulation une partie des mouvements dont elle est le siége à l'état normal. Il est inutile de faire remarquer que ce n'est qu'au prix de douleurs violentes pour le malade. Le mouvement d'extension est très-peu étendu, et d'autant moins que le chevauchement est plus considérable. La flexion est au contraire beaucoup plus facilement obtenue.

C'est pour la même raison que le pouce paraît plus court quand on le compare à celui du côté sain, et la mensuration justifie ce que la vue faisait supposer. Ce raccourcissement varie suivant les cas, et surtout suivant que la luxation est complète ou incomplète. Le seul point de repère qui puisse servir pour la mensuration exacte du degré du raccourcissement, est le rebord articulaire supérieur du métacarpien. En général, le pouce luxé a perdu de 5 à 15 millimètres de sa longueur.

Les symptômes que nous avons décrits jusqu'à présent, c'est-à-dire la douleur, le gonflement, l'abolition des mouvements spontanés, le raccourcissement et la déformation, sont des symptômes qui se rencontrent nécessairement dans toute luxation du pouce en avant. Ceux que nous allons maintenant décrire ne doivent pas nécessairement se montrer; ils font quelquefois défaut; bien plus, ils peuvent dans certains cas, être remplacés par un symptôme qui leur sera directement opposé, sans que l'on puisse, en aucune façon, préjuger son existence ou son mode d'apparition.

« L'attitude a varié dans chaque observation, » dit M. Duplay dans son Traité de pathologie externe. L'opinion de M. Duplay tient vraisemblablement à ce qu'il s'est basé sur un nombre assez restreint d'observations; car on peut d'une façon générale dire quelle est la position du pouce dans une luxation en avant; cette attitude n'est pas invariable, elle pourra présenter de légères modifications, quelquefois même elle pourra être directement opposée à celle que nous allons décrire; nous en avons vu la raison, et comme la déviation des tendons extenseurs en dehors est la plus habituelle, c'est sur cette fréquence que nous nous appuyons pour décrire l'attitude ordinaire du pouce luxé en avant.

En général, dans la luxation en avant, le pouce est *rectiligne*, c'est-à-dire que ses deux phalanges ont la même direction, et ne présentent entre elles aucune déviation angulaire. Il est *légèrement fléchi* sur le métacarpien, avec la face antérieure duquel il forme un angle d'environ 150°. Il présente, en outre, une *déviation latérale* interne plus ou moins accentuée et qui peut aller jusqu'à mettre la phalange unguéale en contact avec le bord externe du médius. Enfin, le pouce subit un mouvement de *rotation en dedans* qui a pour effet d'exagérer le mouvement d'opposition de sa face palmaire avec la paume de la main. Voilà quelle sera la position du pouce dans la majorité des cas de luxation en avant.

Voyons maintenant les variations qui pourront se rencontrer dans cette attitude. Le pouce est-il toujours rectiligne? Un cas rapporté dans la seconde édition des leçons orales de Dupuytren signale la flexion de la seconde phalange sur la première; mais cette observation est trop pauvre de détails pour que nous puissions y attacher grande importance. Quant à la légère flexion du pouce, nous pouvons dire qu'elle est constante; beaucoup d'observations signalent, il est vrai, l'extension; mais il faut remarquer que l'angle de 150° que nous indiquons est à peu de chose près celui qui existe dans l'attitude normale du pouce, et que, dans cette position, le pouce paraît en effet dans l'extension modérée. Quant à la déviation latérale et la rotation, ce sont deux symptômes qui dépendent fatalement l'un de l'autre, parce qu'ils reconnaissent une même cause, le déplacement des tendons extenseurs; avec une rotation en dedans, nous aurons toujours la déviation latérale interne, et la déviation latérale externe sera une conséquence nécessaire de la rotation en dehors.

En résumé, dans la luxation en avant, le pouce est rectiligne et légèrement fléchi sur le métacarpien. Il tend à se rapprocher des autres doigts quand il subit sur lui-même un mouvement de rotation de dehors en dedans, ce qui est de beaucoup le cas le plus fréquent. Il s'en éloigne, au contraire, quand cette rotation se fait de dedans en dehors.

Nous terminons cet exposé des symptômes par une classification ingénieuse que nous a communiquée M. Farabeuf. C'est la seule qui nous paraisse pouvoir être faite dans l'état actuel de la question. Elle repose sur les divers déplacements des tendons extenseurs, et comprend trois variétés :

Luxation du pouce en avant. — Tendons restés en place.

Luxation en avant et en dehors. — Tendons versés en dehors.

Luxation en avant et en dedans. — Tendons versés en dedans.

Obs. I. — Nous inscrivons ici, et non sans hésitation, une observation empruntée à la clinique de Dupuytren. Nous doutons fort qu'il s'agisse d'une luxation en avant.

La déformation existait depuis dix ans chez une femme de 58 ans. La phalange avait passé au devant du métacarpien, dit le rédacteur, sans aucun autre détail qui vienne appuyer ce qu'il avance. La première phalange était fortement redressée vers la face dorsale de la main et ne pouvait être fléchie. La seconde était à son tour fléchie sur la première et ne pouvait être redressée. Pas de tentatives de réduction (1).

Obs. II et III. — Nous faisons ici les mêmes réserves qu'à l'égard de l'obs. 1.

Velpeau dit avoir rencontré deux cas. Dans le premier exemple, la luxation datait de trois jours. Il n'y avait pas d'inflammation : toutes les tentatives de réduction furent vaines.

Il ne dit rien du second cas, de sorte que nous nous sommes cru autorisé à ne pas tenir compte de ces faits pour établir la symptomatologie et le pronostic des luxations du pouce en avant (2).

Obs. IV. — Malgaigne a observé une luxation incomplète chez un carrier dont le pouce avait été pris entre deux moellons agissant en sens inverse. Il ne signale que la déformation. La réduction se fit au deuxième essai au moyen de la traction combinée avec un mouvement de flexion. Quelques jours après, une petite plaie se produisit au niveau de l'articulation, et deux mois plus tard, un fragment d'os sésamoïde sortit par cette ouverture (3).

Obs. V. — Chute sur la face dorsale du pouce. Lenoir examine l'enfant un mois et demi après l'accident. Il cite comme symptômes la déformation, l'extension modérée du pouce et *sa rotation en dedans*. Pour réduire, il fléchit fortement le pouce, puis le redressant brusquement il exécute un mouvement de rotation en dedans (4).

Obs. VI. — Cette luxation rapportée par Lombard avait eu pour cause une chute sur la face palmaire du pouce. Avec la déformation habituelle, nous constatons dans cette observation la flexion légère et la rotation du pouce en dedans. La traction suffit pour amener la réduction (5).

Obs. VII. — Un coup violent donné avec le poing fut la cause de cette luxation, citée par Thierry. Aucun symptôme n'est signalé. La

(1) Leçons oroles de Dupuytren, t. II, p. 31.
(2) Velpeau. Anatomie chirurgicale, t. II, p. 495.
(3) Malgaigne. Traité des luxations.
(4) Lenoir. Revue médico-chirurgicale, t. XI.
(5) Lombard. Revue médic.-chir., t. XI, p. 311.

réduction se fit après plusieurs tentatives, par la traction et la flexion du pouce (1).

Obs. VIII. Tessereau dit très-brièvement qu'il a observé une luxation semblable et qu'il l'a réduite de la même manière (2).

Obs. IX. — Dans la *Gazette des hôpitaux* de 1850, il est dit que Nélaton a observé une luxation du pouce en avant, dont la réduction fut facile, et que M. Jobert en a réduit aussi plusieurs sans difficulté.

Obs. X. — Cette observation de Lorinser, quoique très-incomplète au point de vue de la symptomatologie, est cependant très-intéressante au point de vue de la difficulté de la réduction et des recherches anatomiques de l'auteur. La luxation fut produite par une chute sur la main. La lésion était caractérisée par la déformation, l'abolition des mouvements, l'extension modérée. La réduction fut très-difficile, et l'obstacle, d'après Lorinser, provenait de ce que les deux tendons extenseurs avaient sauté par-dessus le tubercule externe du métacarpien. Voici les raisons qu'il en donne. On ne sentait plus les tendons sous la peau; le pouce pouvait très-bien être porté en dehors mais non en dedans. De plus, par les efforts de traction on voyait une dépression se produire au niveau de l'articulation, ce qui tenait, dit-il, aux prolongements fibreux que le tendon envoie à la peau. La réduction s'obtint en portant le pouce en dehors et en faisant l'extension (3).

Obs. XI. — L'observation de Nélaton est une des plus complètes que nous ayons trouvées. Comme presque toujours, la luxation s'était faite en avant et un peu en dehors. L'articulation présentait la déformation habituelle. Le pouce était visiblement *rectiligne*, raccourci (5^{mm}), *dévié en dehors* (angle de 130°), *incliné de 45° dans le sens de la flexion et légèrement tourné en dedans*. Les mouvements spontanés étaient impossibles, et les mouvements communiqués assez étendus, mais très-douloureux. La traction, aidée de la pression sur la tête du métacarpien, amena la réduction (4).

Obs. XII. — Hamilton rapporte l'observation d'un homme de 24 ans,

(1) Thierry. Gaz. des hôpitaux, 1844, p. 379.
(2) Tessereau. *Eodem loco.*
(3) Gaz. des hôpitaux, 1857.
(4) Nélaton. Traité de path. ext.

qui se luxa le pouce en frappant avec le poing. La première phalange, était au-devant d métacarpien, dans la même direction, dit l'auteur par conséquent dans l'extension modérée. La seconde phalange était fortement étendue. La réduction se fit au moyen de la traction soutenue pendant quelques instants. A la suite de ces tentatives et de l'action du traumatisme, survinrent un phlegmon de la main et une ankylose du pouce.

Obs. XIII. — Elle est du même auteur. La luxation se produisit à la suite d'une chute de cheval. Les deux phalanges étaient comme précédemment dans l'extension, mais nullement redressées du côté dorsal. (Même traitement). Pas d'accidents consécutifs (1).

Obs. XIV. — Communiquée par M. le Dr Cartas (inédite).

Le 10 août 1872, on amène, à la consultation de chirurgie de l'hôpital des Enfants-Malades, un enfant de 7 à 8 ans, qui, dans la matinée, a reçu, d'un de ses camarades, un coup de pied sur la main gauche.

On trouve une luxation du pouce en avant ; pas de trace de contusion, pas d'ecchymose. La tête du métacarpien faisait un relief très-sensible à la face dorsale ; la phalange avait glissé en avant et déterminait un léger soulèvement des muscles de l'éminence thénar. En imprimant des mouvements au doigt tenu par l'extrémité, on les sent communiquer sous les muscles en ce point, tandis que la tête métacarpienne reste immobile. La deuxième phalange est un peu fléchie sur la première, on réduisit assez facilement en faisant une traction directe, combinée avec une propulsion de la base de la phalange. Immobilisation sur une planchette. L'enfant n'a pas été ramené.

Obs. XV. — Due à l'obligeance de M. Amodru, interne.

X.., âgé de 18 ans, est entré le 10 février 1876 à l'hôpital Lariboisière, service de M. Tillaux.

Il est tombé de sa hauteur, et à la suite de cette chute, il ressentit une douleur très-vive au niveau de l'articulation métacarpo-phalangienne du pouce. L'articulation a subi une déformation assez notable ; le diamètre antéro-postérieur a augmenté considérablement, le diamètre transversal s'est à peine modifié. A la face dorsale, la tête du métacarpien fait une saillie très-sensible, et sous les muscles de l'éminence thénar, on sent la base de la phalange qui s'est portée en arrière et en dedans. De plus, les phalanges ont tourné sur leur axe, de telle sorte

(1) Hamilton. Fractures and dislocations.

que la face palmaire du pouce regarde moins qu'à l'état normal la paume de la main. L'articulation est le siége d'une douleur très-vive et d'un gonflement inflammatoire intense. Les mouvements spontanés sont douloureux et par suite difficiles.

La réduction fut très-facile ; elle eut lieu presque spontanément.

Cette observation est intéressante. Nous croyons, sans pouvoir l'affirmer d'ailleurs, que c'était une luxation. La réduction prématurée qui s'est faite a empêché de mesurer le raccourcissement ; mais, autant que l'on pouvait en juger par la vue, il était, paraît-il, peu considérable. La réduction d'une luxation ordinaire du pouce en avant est généralement facile ; pourtant elle est loin de présenter une facilité aussi grande que celle que nous venons de constater.

Un autre point à noter dans cette observation, c'est le sens dans lequel s'est déviée la phalange. Contrairement à ce qui se passe habituellement, elle s'est portée en avant, mais aussi un peu en dedans, et le pouce a subi un mouvement de rotation en dehors. On voit donc que, si la rotation en dedans est habituelle, elle n'est pas constante. Nous avons vu, dans l'anatomie pathologique, que la cause de cette rotation en dehors tenait au déplacement en dedans des tendons extenseurs.

Nous plaçons à côté de cette intéressante observation de M. Amodru deux faits que rapporte Meschedé (1). Nous en devons la traduction à M. Farabeuf.

Obs. XVI. — En 1858, un paralytique général, agité, âgé de 51 ans, tombe sur la main droite. La base de la phalange du pouce se luxe en avant et déborde en dedans la tête du métacarpien qui au contraire déborde en dehors. Le bout du pouce s'est écarté de l'index ; sa base

(1) Meschedé, Virchow's archiv, 1866, XXXVI, p. 510.

au contraire s'en est rapprochée. Il y a un raccourcissement très-visible et une rotation de 30° environ qui fait regarder la face palmaire du pouce en dehors et l'ongle en dedans vers l'index. Des mouvements passifs accompagnés de frottements rudes sont réalisables, mais la flexion active est seule possible.

La réduction par impulsion directe est obtenue facilement, mais la contention ne réussit pas, en raison de l'agitation du blessé et de l'insuffisance de l'appareil qu'on ne cherche pas à perfectionner parce qu'on s'attend à la mort du malade qui arrive en effet, quarante-huit jours après la luxation, des suites de sa paralysie générale.

Autopsie. Il s'est formé une néarthrose avec productions osseuses et ligamenteuses. La capsule paraît avoir été déchirée sur les faces palmaire et cubitale, c'est-à-dire en avant et en dedans; conservée au contraire à peu près en arrière et en dehors, sur les côtés dorsal et radial. Le chevauchement est tel que les os sésamoïdes répondent au milieu du métacarpien et que le raccourcissement est de 9^{mm}. L'augmentation d'épaisseur de la région comparée à celle du côté gauche, est de 10^{mm}. C'est le versant externe du dos de la phalange qui touche la face palmaire de la tête métacarpienne, face dépouillée de son cartilage. La surface néarthrodiale du métacarpien est concave et touche l'os sésamoïde externe en même temps que la partie correspondante du dos de la base de la phalange. Le tubercule interne de celle-ci déborde en dedans le métacarpien qui a végété à ce niveau et auquel il adhère par de nouveaux ligaments. C'est en dedans de la tête métacarpienne, c'est-à-dire du côté de l'index, que se sont luxés les tendons extenseurs assez complètement pour être prêts à s'interposer aux deux os si l'on refoulait la phalange en dehors.

Meschedé comparant son observation à celles de Lenoir, Lombard, Lorinser, remarque : 1° que Lenoir a vu le pouce tourné, la face palmaire en dedans, et lui en dehors ; 2° que Lorinser a trouvé les tendons luxés en dehors, tandis que lui, Meschede, les a rencontrés en dedans. Il conclut que la rotation varie en raison et de la forme en dos d'âne de la face dorsale de la phalange et du sens dans lequel se luxent les tendons extenseurs.

Obs. XVIII. — En 1859, un homme de 25 ans qui faisait des tours monté sur une table, tombe sur le pouce droit. Meschédé le voit trois quarts d'heure après l'accident. Il trouve une luxation du pouce en avant avec une plaie à travers laquelle sort la tête métacarpienne qui se montre à découvert. Le raccourcissement est notable. Le pouce est tourné la face palmaire en dehors comme dans le cas précédent, et les tendons luxés en dedans de la tête du métacarpien.

La réduction ne réussit pas du premier coup et l'on parle de réséquer la tête métacarpienne. Mais auparavant, on essaie la flexion dorsale avec léger transport de la phalange en dedans pour les tendons luxés et les empêcher de s'interposer : la réduction se produit instantanément. La plaie est suturée et pansée à l'eau froide ; quelques jours après, un phlegmon de l'éminence thénar est ouvert, et trente jours après, la guérison est complète. Mais il fallut des mois pour que le pouce redevînt parfait.

Obs. XIX (personnelle). — G... (Pierre), 53 ans, infirmier à l'Hôpital Temporaire.

Le malade qui fait le sujet de cette observation était, en 1860, infirmier dans une maison de santé de Paris. Un aliéné dont la garde lui était confiée, s'étant un jour échappé de ses mains, G... le poursuivit, et dans une lutte corps à corps, l'aliéné et son gardien roulèrent le long des marches de l'escalier. Quand il se releva, G... sentit une douleur très-vive au niveau du pouce gauche, qui présentait une grosseur selon son expression. Cette grosseur était comme il le dit lui-même, en tout semblable à celle qu'il présente actuellement.

Quelle est la partie du pouce sur laquelle a porté le choc, nous l'ignorons ; on pourrait dire que dans la position où il se trouvait, c'est-à-dire les mains comprimant le corps de l'aliéné, l'hypothèse la plus probable est que le choc a porté sur la face dorsale. Bref, notre malade ne s'occupa guère de ce qui lui était arrivé, et, quelques heures après, remarquant que le pouce était rouge, gonflé et plus douloureux, il y appliqua un cataplasme et continua ses travaux. Deux jours après, l'inflammation avait disparu, mais la déformation persistait. Dans la maison de santé, il y avait un médecin et un interne ; aussi, notre homme trouva-t-il tout naturel de se faire traiter par un rebouteur. Malgré les efforts de traction que celui-ci exerça, les surfaces articulaires restèrent dans leurs rapports anormaux. Pendant les huit jours qui suivirent, G..., tout en continuant ses travaux, excerçait lui-même des tractions sur son pouce. Peu à peu il s'habitua à cette déformation, qui ne gênait pas beaucoup ses travaux.

Voici l'état dans lequel il se trouve actuellement. La déformation est caractéristique. La tête du premier métacarpien fait une saillie très-notable sur la base de la première phalange. Cette déformation est telle qu'on peut la reconnaître à distance. Dans la paume de la main, on sent la base de la phalange qui a remonté sous le métacarpien dans un tiers de sa longueur. La luxation ne s'est pas faite simplement en avant, mais aussi un peu en dehors. La phalange dépasse le bord externe du métacarpien d'un quart environ de sa largeur, et on sent dans l'espace interdigital, c'est-à-dire du côté interne, la partie inférieure du métacarpien.

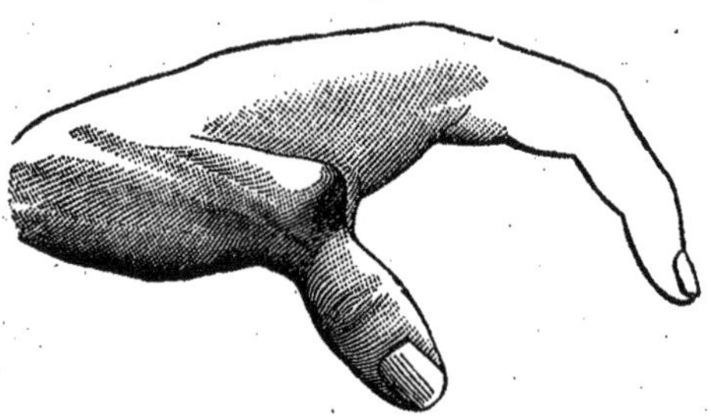

Fig. IV.

Les muscles de l'éminence thénar ont été légèrement refoulés en dedans, de sorte que cette éminenee paraît plus large, un peu aplatie, sans aucune atrophie musculaire. La première phalange forme, avec le métacarpien, un angle obtus, ouvert en dehors et en avant. Elle fait avec sa face antérieure un angle de 150° environ; et par conséquent, du côté dorsal, avec l'axe prolongé du premier os du métacarpe, un angle d'environ 30°; c'est-à-dire qu'il y a une déviation angulaire, en dehors, en bas et en avant. De plus, la phalange a tourné de quelques degrés sur son axe, de telle façon que la face palmaire du pouce se tourne directement vers la paume dans le mouvement d'opposition, et regarde même encore en dedans, lorsque le premier métacarpien est écarté en dehors.

En résumé, il y a une triple déviation : la phalange est portée en avant et un peu en dehors, avec un mouvement de rotation de dehors en dedans. Le pouce a subi un raccourcissement marqué; la mensuration faite du rebord articulaire du métacarpien à l'extrémité de la phalange unguéale donne 1 centimètre en moins pour le pouce luxé. Le changement constant des surfaces articulaires a produit, au point de contact des deux os, une nouvelle articulation, c'est ce qui explique comment les mouvements sont relativement bien conservés. Le pouce se met très-bien en opposition avec les autres doigts ; sa face palmaire vient toucher la paume de la main aussi bien que celui du côté sain. Mais on sait que cela n'exige à l'état normal qu'une légère flexion, égale à peu près à celle qui s'observait sur le malade. Celui-ci ne pouvait mettre en contact le pouce dévié et légèrement transporté en dehors, avec le bord externe de l'indicateur. Quant au mouvement de circumduction, on pouvait le produire en agissant sur le pouce, mais la main malade ne pouvait l'exécuter volontairement.

En un mot, la difformité dont ce malade est atteint ne le gêne en aucune façon dans les travaux peu compliqués, il est vrai, qu'exige sa position d'infirmier. Nous n'en dirions certainement pas autant s'il avait besoin d'une habileté manuelle irréprochable.

Nous n'avons placé ici que les observations sur lesquelles on donnait au moins quelques détails. Si nous voulions prendre toutes celles qu'on a signalées, mais sans les décrire, nul doute que nous n'arrivions à un chiffre plus respectable de faits. Il est aussi certaines observations qui sont sujettes à discussion. Pour M. Duplay (1), la luxation suivie de mort qu'ont rapportée les traducteurs d'A. Cooper (2), est une luxation de la première phalange en avant. Nous avons lu cette observation avec le plus grand soin, et nous avons remarqué que la partie de la première phalange notée comme ayant fait saillie à travers les téguments de la face palmaire était non pas la base, mais la tête de cet os ; par conséquent, il s'agissait d'une luxation en arrière de la phalangette.

La *Gazette des hôpitaux* de 1850 cite une observation de luxation du pouce en avant, sans aucuns détails. M. Gosselin, dans le service duquel se trouvait le malade, aurait, au dire de Malgaigne, nié que ce fût une luxation

(1) Traité de path. ext., t. III.
(2) A. Cooper. Œuvres chirurgicales.

en avant. On comprend, par suite, que nous n'ayons pas mis ce cas dans nos observations.

Hamilton après avoir rapporté les deux cas que nous avons cités, dit en avoir observé plusieurs autres en Amérique.

Enfin, le *New-York medical Times* rapporte une observation. Il nous a été tout à fait impossible de trouver ce travail.

DIAGNOSTIC.

D'après Malgaigne, la luxation du pouce en avant aurait été souvent confondue avec la luxation en arrière. Aujourd'hui qu'une foule de travaux sont venus éclairer cette question difficile, l'on comprend à peine cette confusion, qui pourtant ne peut être niée. Comment expliquer autrement le silence général des auteurs avant que Malgaigne ait appelé sur elle l'attention des observateurs? Comment se fait-il que nous ne pensions trouver que trois observations avant les travaux de ce savant chirurgien? Du reste la luxation en arrière elle-même a été prise pour une luxation en avant. J.-L. Petit et Duverney et jusqu'à Delpech et Chelius ont décrit l'inclinaison de la phalange en arrière, comme un caractère de la luxation en avant; et Marjolin en était si convaincu qu'il n'hésite pas à déclarer que la luxation en arrière de Boyer et de tous les observateurs est une luxation en avant. Les symptômes d'une luxation du pouce en avant présentent une physionomie tellement particulière qu'il nous paraît impossible de ne pas reconnaître la lésion.

La déformation sur laquelle nous avons longtemps

insisté la différencie nettement de la luxation en arrière ; on a soin de mettre en pratique le procédé qui consiste à étudier la propagation des mouvements communiqués.

Nous avons eu dernièrement l'occasion de voir à l'hôpital Saint-Antoine un cas qui aurait pu induire en erreur. Un homme présentait des blessures assez profondes au niveau de l'éminence thénar, par suite de la déflagration d'un cornet de poudre qu'il tenait à la main. A son entrée à l'hôpital, on constata une déformation de l'articulation métacarpo-phalangienne qui imitait parfaitement une luxation en avant incomplète; de plus, les mouvements étaient très-douloureux. Mais diverses circonstances permettaient de poser un diagnostic. Cet homme était atteint de rhumatisme chronique ; il présentait sur l'autre pouce la même déformation, un peu moins accusée pourtant. Enfin toutes les tentatives de réduction furent vaines. La gêne et la douleur dans les mouvements tenaient au traumatisme qui s'était fait dans le voisinage de l'articulation.

Nous ne croyons pas qu'il y ait d'autres lésions qui puissent, par leurs symptômes, faire naître des difficultés sérieuses pour le diagnostic.

Mais étant reconnu qu'un blessé est atteint d'une luxation du pouce en avant, la besogne du clinicien n'est qu'à moitié faite, il faut encore qu'il détermine si les tendons extenseurs sont déplacés; et s'ils le sont, dans quel sens ils ont glissé.

Nous ne saurions, en effet, trop rappeler les observations de Lorinser et de Meschedé, d'où il résulte que, pour réduire facilement, il faut transporter la phalange du côté où sont tombés les tendons extenseurs, afin d'empêcher ceux-ci de s'interposer ou de s'accrocher.

Eh bien, nous croyons pouvoir affirmer :

1° Que la rotation du pouce en dedans, l'ongle tourné en dehors, implique la chute des tendons extenseurs en dehors de la tête du métacarpien ;

2° Que réciproquement, si l'ongle regarde l'index et se trouve rapproché des autres doigts, les tendons extenseurs ont glissé en dedans de la tête du métacarpien.

PRONOSTIC.

Le pronostic est peu grave. La luxation récente se réduit ordinairement avec une facilité qu'on ne rencontre dans aucune autre luxation. Nous avons indiqué le mode de résistance qui peut résulter du déplacement des tendons extenseurs et la manière d'en triompher. Lorsque la réduction n'a pas été faite, l'articulation a pu conserver une assez grande partie de ses mouvements.

Il n'est pourtant pas indifférent d'abandonner à elle-même une luxation du pouce en avant sans avoir essayé de la réduire par tous les moyens prudents. Il ne suffit pas de réduire la luxation en avant; il faut encore la maintenir réduite, car elle présente une véritable tendance à se reproduire immédiatement et sous la moindre influence. Aussi l'immobilité est-elle de rigueur pendant un temps relativement assez long. Il est rare que cette luxation s'accompagne de désordres assez grands pour causer des complications soit immédiates, soit consécutives. Pourtant, dans la 2e observation de Meschede, nous voyons les parties molles déchirées et la tête du métacarpien se montrer à nu à la face dorsale. Malgré cela la guérison s'obtient après suture de la plaie, pansement à l'eau froide. Dans un des deux cas d'Hamilton, la réduction obtenue sans grande violence par les procédés ordinaires fut suivie d'un phlegmon de la main et d'une ankylose du pouce luxé. Le phlegmon de l'éminence thénar est donc une complication possible ; et cela n'a pas lieu de nous surprendre ; car la base de la phalange,

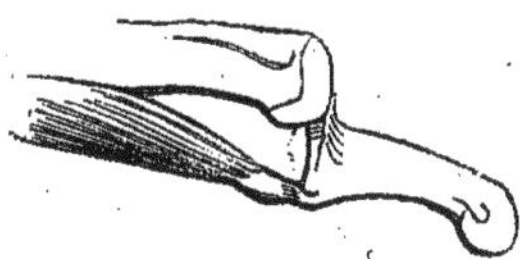

Fig. V. — Luxation du pouce en avant. Excvation produite par le refoulement des muscles.

remontant devant le métacarpien, soulève, décolle et contond les muscles et crée, au-dessus d'elle, un vide que ne tarde pas sans doute à remplir un épanchement de sang et de sérosité, comme le montre la figure précédente.

TRAITEMENT.

La luxation du pouce en avant récente ne saurait, comme la luxation en arrière, subir de graves transformations par suite de fausses manœuvres. Saisir le doigt luxé à pleine main et appuyer avec le pouce sur la tête métacarpienne, est le procédé le plus simple qui doit être employé le premier. Tirer fortement sur le pouce tout en le renversant énergiquement dans la flexion dorsale, a réussi dans plusieurs cas. Ne jamais oublier que les tendons extenseurs peuvent être un obstacle fort sérieux, et par conséquent refouler la base de la phalange du côté où ils sont luxés, est un précepte capital.

Lorsqu'il s'agit d'une luxation ancienne, faut-il réduire? Non, si la luxation date de plusieurs mois ; car l'articulation doit être déformée, les tendons et les ligaments solidement fixés dans leurs places nouvelles, etc. Oui, si la luxation n'a que plusieurs semaines et si le malade ne peut se servir de son pouce. Ici, il est évident qu'une pince à préhension est nécessaire, puisqu'il faut de la force pour rompre les adhérences *dans tous les sens.*

Une fois accomplie, la réduction de la luxation du pouce en avant, récente ou ancienne, doit être maintenue pendant une semaine ou deux. Le meilleur appareil, éprouvé d'ailleurs par M. Farabeuf, est une bandelette de gutta-percha ou de linge plâtré, appliquée sur le trajet de l'incision dite en raquette que l'on y fait pour désarticuler les doigts. C'est une véritable croupière qui soutient la face palmaire de la phalange et dont les deux branches remontent sur les côtés de l'articulation pour se réunir sur la tête du métacarpien, et suivre, soudées ensemble, la face dorsale du même os jusqu'au poignet. Un bracelet de diachylon maintient l'appareil en place.

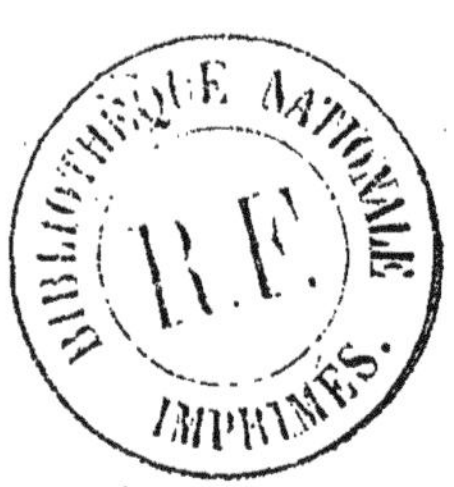

A. PARENT, imprimeur de la Faculté de Médecine, rue Mr-le-Prince, 31.

www.ingramcontent.com/pod-product-compliance
Ingram Content Group UK Ltd.
Pitfield, Milton Keynes, MK11 3LW, UK
UKHW020410220726
13923UKWH00004B/1860